NOTICE

SUR

L'ÉTABLISSEMENT HYDROTHÉRAPIQUE

DU

CHATEAU DE LONGCHÊNE

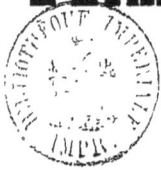

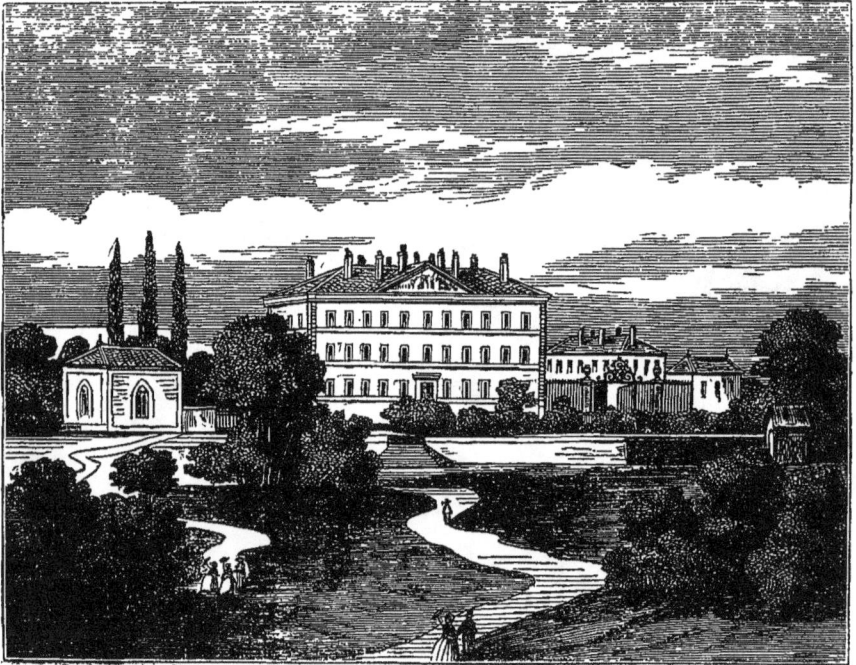

à Saint-Genis-Laval (Rhône)

Dirigé par

le Docteur GILLEBERT-DHERCOURT

Ancien Directeur de l'Etablissement Hydrothérapique de Serin, ancien Médecin de l'Institut Orthopédique
et Pneumatique de Lyon, Membre de la Société impériale de Médecine de Lyon, de la Société de
Médecine et de la Société d'Hydrologie médicale de Paris, de l'Académie royale
de Médecine et de Chirurgie de Turin, des Sociétés de Médecine
de Bordeaux, Genève, Marseille, Metz, Montpellier,
Nancy, Nimes, Tours, etc., etc.

LYON, IMPRIMERIE DE REY & SÉZANNE

rue Saint-Côme, 2.

1861

NOTICE

SUR

L'ÉTABLISSEMENT HYDROTHÉRAPIQUE

DU

CHATEAU DE LONGCHÊNE

A

Saint-Genis-Laval (Rhône)

DIRIGÉ PAR

LE DOCTEUR GILLEBERT-DHERCOURT

ANCIEN DIRECTEUR DE L'ÉTABLISSEMENT HYDROTHÉRAPIQUE DE SERIN, ANCIEN MÉDECIN DE L'INSTITUT
ORTHOPÉDIQUE ET PNEUMATIQUE DE LYON, MEMBRE DE LA SOCIÉTÉ IMPÉRIALE DE MÉDECINE
DE LYON, DE LA SOCIÉTÉ DE MÉDECINE ET DE LA SOCIÉTÉ D'HYDROLOGIE MÉDICALE
DE PARIS, DE L'ACADÉMIE ROYALE DE MÉDECINE ET DE CHIRURGIE
DE TURIN, DES SOCIÉTÉS DE MÉDECINE DE BORDEAUX,
GENÈVE, MARSEILLE, METZ, MONTPELLIER,
NANCY, NÎMES, TOURS, ETC., ETC.

A six kilomètres, sud, du centre de Lyon, entre *Oullins*
et *St-Genis-Laval,* au sommet du coteau des roches, dans
un enclos de douze hectares longeant la route de Lyon à
St-Etienne, s'élève le *Château de Longchêne,* ancienne résidence
des Seigneurs de *Longchêne, Villiers, Meszelin et Petit-Mont.*
D'une construction simple mais vaste, ce Château recèle encore
de nombreuses traces de la splendeur de ses anciens propriétaires. Ses dépendances, toutes consacrées à l'agrément,
consistent en parterre, bosquets, prés, bois et quinconces,
reliés entre eux par des allées ombreuses. Des eaux abondantes,
ayant leurs sources dans l'intérieur de la propriété, donnent

de la vie et de la fraîcheur à ce charmant séjour, qu'animent encore, sans lui rien enlever de son caractère champêtre, quelques châlets élevés çà et là, au milieu d'accidents de terrain et dans le voisinage d'arbres séculaires.

Placé sur un point culminant, loin de la sphère des brouillards, Longchêne jouit, sur tous les points, d'une vue délicieuse embrassant un vaste panorama, circonscrit par les coteaux de Ste-Foy, de Fourvières et de St-Clair, par les montagnes du Bugey, le Mont-Blanc et la chaîne des Alpes.

Avec de tels avantages, il n'est point surprenant que Longchêne ait inspiré la verve du R. P. L'Abbé, qui, dans son *Elogium solitudinis*, adressé à M. de Bullion, un des anciens propriétaires du lieu, en a célébré les nombreux agréments, la bonne qualité et la fraîcheur des eaux (1), les magnifiques ombrages, etc.

La salubrité du plateau de St-Genis, où est situé le Château de Longchêne, est si notoire, que de tout temps les médecins de Lyon y ont envoyé leurs malades convalescents afin de hâter leur retour à la santé.

Les ressources en promenades au dehors sont aussi nombreuses qu'attrayantes. Sans parler du voisinage de Lyon, qu'une administration éclairée régénère et embellit tous les

---

(1) Adeò puræ et salubres, dit le bon Père jésuite, adeò suaves dùm bibuntur, ut vinum superârent, nisi aquæ essent. (Paris, 1675, in-12, page 275.)

jours, nous citerons les vallées de Bonnans et de Francheville; Chaponost et Brignais, où existent d'anciens aqueducs romains assez bien conservés; les bords du Rhône, la source de la Mouche et Yvours; Vienne, Givors; Rive-de-Gier, St-Etienne, villes intéressantes au plus haut degré, soit par l'antiquité des monuments qu'on y rencontre, soit par la variété et l'étendue de leur industrie; enfin les montagnes d'Iseron et le Mont-Pilat, dont l'ascension est un but d'excursions des plus récréatives.

L'*Etablissement hydrothérapique de Longchêne* existe depuis la fin de l'année 1849. Fondé par M. le Dr Lubanski, qui dès lors possédait déjà une longue expérience en hydrothérapie, il est depuis longtemps confié à la direction du médecin qui, en France, compte la pratique hydrothérapique la plus ancienne (1843), et dont les travaux sont du nombre de ceux qui ont le plus contribué à faire entrer la cure hydriatrique dans le domaine de la science. Deux rapports successifs sur ces travaux, rapports dont les conclusions favorables ont été adoptées par l'Académie impériale de Médecine, prouvent la vérité du fait que nous avançons.

Tout est double dans l'organisation hydrothérapique de Longchêne : Il y a un établissement pour chaque sexe. Le nombre des appareils et la perfection de leurs agencements ne laissent rien à désirer : ils offrent la réunion la plus complète de tout ce que la France et l'Etranger ont créé de mieux en ce

genre; quelques-uns ont le mérite d'une incontestable origi-
nalité. Une partie de ces appareils est réunie dans les bâtiments
annexés au Château, soit dans les salles de sudation, soit dans
celles des bains, qui, pour chaque établissement, sont conti-
guës l'une à l'autre afin que les malades n'aient qu'un saut à
faire pour aller du lit ou des fauteuils de sudation aux piscines.
Celles-ci sont en marbre blanc d'Italie; elles sont alimentées
par un courant d'eau qui fournit, à chacune d'elles, cinq mètres
cubes par heure.

Les douches et les demi-bains sont installés dans des pavillons particuliers, que nous avons fait reproduire par les
gravures ci-jointes :

PAVILLONS DES DOUCHES.

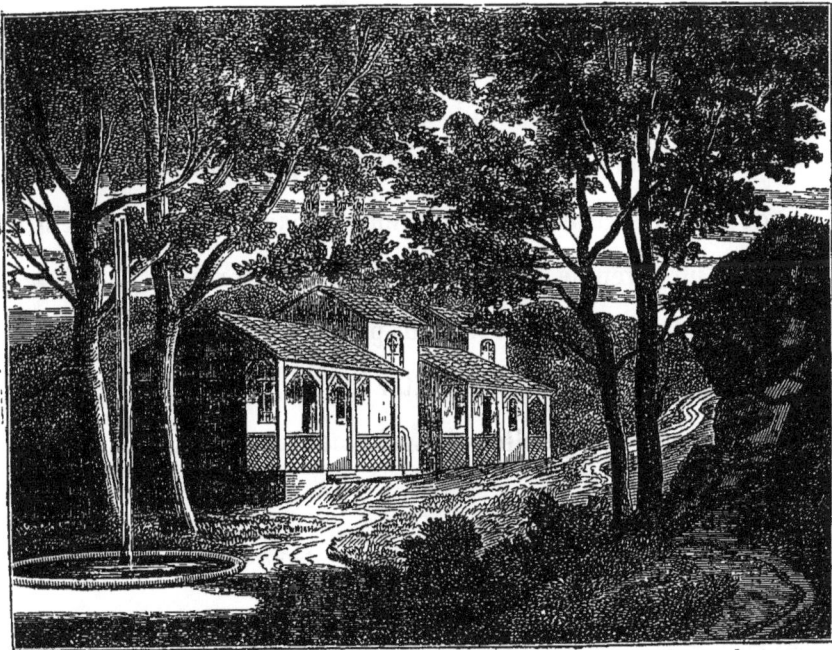

PAVILLON DES DEMI-BAINS.

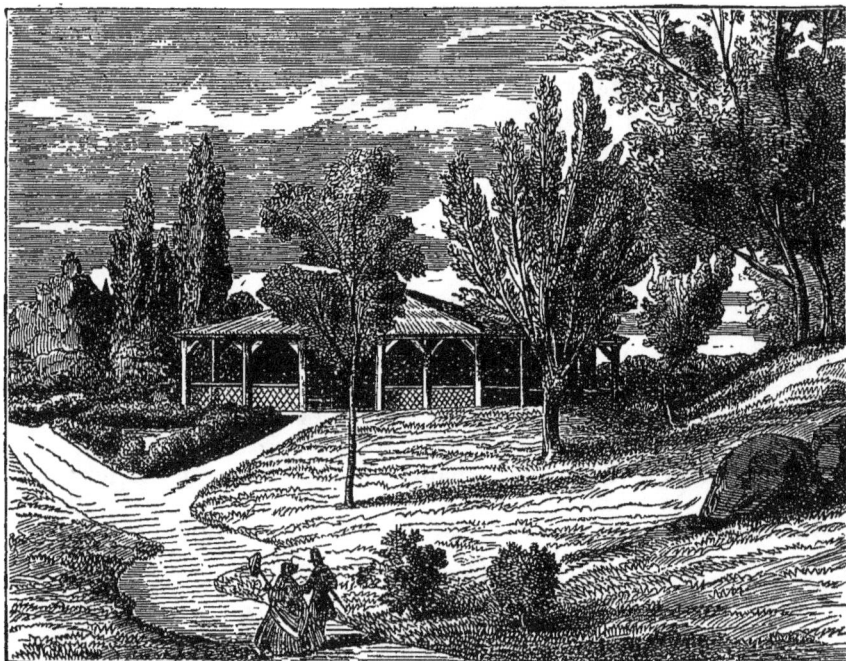

Le temps n'est plus où il nous fallait combattre d'injustes préjugés. Ceux-ci sont tombés devant les succès de l'Hydrothérapie. Conseillé par les médecins les plus éminents, recommandé dans les cliniques, le traitement par l'eau a cessé d'être l'objet d'un aveugle effroi ; il compte désormais parmi les agents les plus précieux et les plus puissants de la thérapeutique. Nous nous bornerons donc à citer ici les noms des différentes maladies contre lesquelles ce traitement est appliqué avec le plus de succès :

Maux de nerfs (1), — *Chlorose,* — *Goître exophthalmique,*

---

(1) On ne reçoit pas d'aliénés à l'Etablissement de Longchêne.

— Hystérie, — Hypocondrie, — Chorée, — Névralgies (sciatique, tic douloureux, etc.), — Paralysies, — Ataxie musculaire, — Rhumatismes, — Goutte, — Maladies des articulations, — Gastrite chronique, — Dyspepsie, — Gastralgie, — Constipation, — Engorgement du foie et de la rate, — Hémorrhoïdes, — Spermatorrhée, — Maladies des femmes, — Maladies de la peau et du système lymphatique, — Diabète, — Fièvre intermittente rebelle, — Accidents tertiaires de la syphilis; — enfin tous les cas dans lesquels l'économie a besoin d'être reconstituée.

En considérant le nombre et la diversité des maux désignés ci-dessus, quelques personnes étrangères au sujet en question pourraient douter du succès d'un traitement, dont à leurs yeux l'efficacité serait ici réputée trop universelle. Nous préviendrons les inquiétudes à cet égard, et nous espérons fixer la confiance des irrésolus, en rappelant que l'Hydrothérapie doit sa puissance curative à deux conditions qui lui sont particulières : 1° elle est dépourvue d'action spécifique; 2° consistant dans l'emploi méthodique de tous les modificateurs naturels de nos organes (ce que son nom est loin de révéler), elle constitue en réalité la *thérapeutique fonctionnelle* (traitement par l'exercice des fonctions) la plus étendue qu'on puisse rencontrer. Rien de plus naturel par conséquent que la généralisation de son usage et le nombre de ses succès.

Toutefois les maladies sont si diverses, qu'une médication, quelque variée qu'elle soit et quelque habilement dirigée qu'elle puisse être, ne saurait toujours suffire à tous les cas qui sont présumés appartenir à son domaine.

Il y avait donc lieu, dans certaines circonstances, de venir en aide à l'Hydrothérapie par quelques moyens qui ne pussent pas nuire cependant à ses propres effets. C'est pour cette raison que le Directeur actuel de Longchêne a institué des *Salles d'inhalation*. Ce sujet avait déjà été traité par M. GILLEBERT-DHERCOURT, dans un mémoire inséré, en 1854, dans le *Bulletin général de Thérapeutique*.

Etant reconnue l'utilité de faire pénétrer directement dans le sang certains principes médicamenteux, ou de porter directement ceux-ci sur l'organe malade, l'aspiration des corps volatils s'offrait naturellement à l'esprit des praticiens; aussi cette aspiration est-elle usitée en beaucoup de stations minérales. A Longchêne on fait spécialement un grand usage des *inhalations balsamiques,* par exemple de celles de goudron, de térébenthine, de benjoin ou de tolu, tantôt pour aider à la cure hydrothérapique, tantôt pour agir isolément. Les *inhalations de goudron* sont administrées contre les maladies chroniques du *pharynx,* du *larynx,* de la *trachée,* des *bronches* et du *poumon;* celles de *térébenthine* s'appliquent aux affections rhumatismales, au catharre vésical et uréthral et aux coliques hépatiques. Les *inhalations iodées* sont employées contre les maladies du système lymphatique (scrofule). L'aspiration de ces divers principes se fait dans des conditions telles que l'utile est joint à l'agréable : la respiration s'exerçant librement et sans aucune contrainte, les vapeurs médicamenteuses n'arrivent ni trop immédiatement, ni trop directement dans les voies aériennes ; il n'en résulte ni toux, ni ardeur, ni sécheresse de la gorge.

La *cure de lait*, recommandée dans un grand nombre de maladies, soit locales, soit diathésiques, a été à Longchêne l'objet d'une sollicitude toute spéciale. Des vaches, des chèvres et des ânesses fournissent les divers éléments de cette cure. Quelquefois ces animaux reçoivent, suivant les cas, une nourriture spéciale, composée d'après les idées émises par MM. Amédée Latour, Dumesnil et Labourdette, et ayant pour effet de faire entrer dans leur lait le médicament nécessaire au malade.

En automne, on peut également faire à Longchêne la *cure de raisin*. Ce fruit y est abondant et d'excellente qualité.

Il y a un vaste bassin extérieur pour la natation. Un professeur de natation est attaché à l'Etablissement.

Enfin la *gymnastique* vient en aide à ces divers agents de la thérapeutique. Mais afin qu'elle fût profitable, il ne fallait pas l'abandonner à la fantaisie et à l'inexpérience de chacun. Une direction est nécessaire ; celle-ci est donnée à Longchêne par un professeur qui fait exercer les malades avant et après chaque opération hydrothérapique. Elève de l'armée et de M. Pichery, ce professeur connaît parfaitement et peut enseigner toutes les méthodes de gymnastique ; il dirige toutefois les exercices d'après les indications inscrites sur un bulletin spécial, remis par le médecin à chaque malade. Un vaste gymnase a été créé à cet effet; on y trouve, outre les différents appareils de gymnastique, ceux dont l'invention est due à M. Pichery.

Des leçons particulières seront données aux personnes du dehors qui se rendront à l'Etablissement aux heures qui leur seront prescrites.

Le Château de Longchêne est si considérable qu'il peut loger 80 pensionnaires : quelques bâtiments voisins peuvent encore recevoir de 20 à 30 habitants. Les grands appartements, situés au rez-de-chaussée, consistent en deux vastes salons de lecture et de conversation; une salle de billard, deux salles à manger, un fumoir, etc.

Il y a une chapelle catholique dans laquelle la messe est célébrée tous les dimanches et fêtes.

On arrive à Longchêne par les omnibus de St-Genis-Laval; ces voitures stationnent à Lyon, sur la place de la Charité; elles partent toutes les demi-heures et déposent les voyageurs et leurs bagages à la grille du Château. Les voyageurs arrivant par la ligne de Paris doivent aller jusqu'à la gare de Perrache. Ceux qui viennent par la ligne du Bourbonnais peuvent descendre à la station d'Oullins.

Pour toutes choses concernant l'Administration, écrire au Directeur.

Pour renseignements médicaux, s'adresser à M. le Docteur GILLEBERT-DHERCOURT, qui reçoit à son cabinet, à Lyon, *rue des Marronniers, 9*, tous les lundis et vendredis, de deux à trois heures. (Affranchir).

RENSEIGNEMENTS DIVERS.

———∞o⟩ₒ⟨₀ₒ——

Les prix du traitement et du séjour à l'Etablissement de Longchêne sont de 9 à 12 fr. par jour, qui se décomposent suivant les détails ci-après :

APPARTEMENTS.

Logement d'une personne, au premier ou au rez-de-chaussée,
par jour. . . . . 5 à 6 fr.
Logement d'une personne au 2ᵉ étage. . . . . par jour. 2 50 à 3 50
Chaque lit supplémentaire. . . . . —   1 »
Logement d'un domestique . . . . —   1 »
Le linge de lit est renouvelé tous les quinze jours.
Les personnes exigeant un changement plus fréquent doivent un supplément de prix.

TABLE.

On fait deux repas par jour, l'un à onze heures, l'autre à six heures.

Le premier se compose de : potage, relevé de potage, entrée, légumes, rôti, entremets, hors-d'œuvre et dessert ; il coûte 2 fr. 50 c. sans vin.

Le second repas se compose de : un plat de viande, un plat de légume, un entremets et le dessert ; il coûte 2 fr. sans vin.

Les enfants au-dessous de sept ans payent pour leur pension, qui se compose de : petit déjeuner, dîner, goûter et souper, 3 fr. par jour.

Les enfants de sept à treize ans payent pour la même pension 4 fr. par jour.

Les enfants au-dessus de treize ans payent, comme les grandes personnes, pour les deux repas, 4 fr. 50 c., vin non compris.

La pension d'un ou d'une domestique se compose de : soupe à huit heures ; dîner à midi, potage, deux plats de viande, un plat de légume ; souper à sept heures, un plat de viande et un plat de légume ; elle est de 3 fr. par jour sans vin.

On tient compte aux Pensionnaires de l'absence à chaque repas lorsqu'on a été averti la veille avant midi (condition de rigueur).

Les repas offerts aux visiteurs sont payés aux prix ci-dessus indiqués.

On peut loger et suivre le traitement à l'Etablissement sans être obligé d'y prendre ses repas ; il existe dans le voisinage des restaurants de tout ordre.

Le service à part, dans les appartements ou à d'autres heures que celles ci-dessus indiquées, entraîne une augmentation de prix de 50 c. par repas et par personne.

TRAITEMENT.

Les malades externes payent, pour l'un ou pour l'autre traitement, honoraires compris. . . . . par semaine 25 fr.

Les malades pensionnaires payent, pour. . . . . . _dito._   24

Le prix des traitements mixtes (hydrothérapie et inhalations) s'élève de la moitié en sus de ceux indiqués ci-dessus.

On ne tient compte d'aucune suspension dont la durée aura été moindre de six jours, et qui n'aura pas été annoncée trois jours à l'avance.

Le traitement hydrothérapique exige qu'on soit muni de trois draps de moyenne grandeur et de douze serviettes au moins ; le tout en toile grossière, mais ayant servi ; d'une couverture de laine grande et épaisse. Les personnes qui ne veulent pas se charger de ces objets pour un long voyage peuvent se les procurer à l'Etablissement, qui les fournit, mais ne les reprend point.

La ceinture hydropathique en caoutchouc, faite sur mesure, est payée, à moins de dimensions exceptionnelles (tissu Ratier) . . . 7 fr.

Le bonnet en taffetas gommé. . . . . 2 fr. 50 c.

FRAIS ACCESSOIRES.

Toute chose prise hors des deux repas et tous les extras, tels que : potages, lait, vin, café, thé, chocolat, lorsque l'usage en est autorisé, sont payés à part, savoir :

Vin de maître	la bouteille.	1 fr.	» c.
Vin de domestique. . , ...	—	»	60
Café à l'eau pour une personne.		»	30

Café au lait avec pain et beurre. . . . . » fr. 80 c.

Thé. . . . . » 75

Thé avec pain et beurre. . . . . 1 . »

Chocolat pour une personne. . . . . » 60

Bouillon ou potage gras. . . . . » 40

Potage maigre. » 50

Lait chaud ou froid. . . . . » 50

L'Administration ne réclame rien en sus des prix indiqués pour le service des malades.

Il y a des écuries et remises à la disposition des personnes ayant équipage.

Le fourrage des chevaux est acquis par leur propriétaire au dehors, ou à l'Etablissement au prix du cours.

Les personnes ayant des chevaux et les faisant panser par les domestiques de l'Etablissement, doivent pour ce service une rétribution spéciale.

Le chauffage et l'éclairage à l'usage particulier des pensionnaires sont payés à part. La bougie et le combustible sont fournis au prix de revient.

Les médicaments, dans les cas exceptionnels où leur usage peut être nécessaire, sont payés à part.

La première consultation est payée à part.

L'abonnement aux salons, billards, fumoir, est de 6 fr. par mois et par personne. — Les personnes non abonnées au salon n'ont droit qu'à la lecture des journaux de la veille.

Le linge de toilette est fourni par les pensionnaires. Dans le cas où on le réclame de l'Etablissement, il est dû un supplément de 10 fr. par mois en sus du prix de l'appartement.

Les frais du service de la chapelle sont laissés à la volonté de chaque pensionnaire.

Toutes les dépenses des malades sont réglées par semaine. Les payements se font, contre quittance du caissier, tous les samedis.

Les malades quittant l'Etablissement dans le cours d'une semaine, ne paient que pour le temps de leur séjour.

Tout dégât est indemnisé par celui qui l'a occasionné, les maîtres répondant pour leurs domestiques.

Toute réclamation concernant le service de table ou d'appartement doit être faite au directeur de l'Administration.

Celle concernant le service du traitement doit être faite au médecin en chef.

La boîte aux lettres est levée et le courrier est expédié au bureau de poste de Saint-Genis-Laval deux fois par jour.

Le facteur des lettres se charge des commissions des malades pour Saint-Genis-Laval lorsqu'elles sont faites aux heures de son départ. Toute commission pour le même lieu, faite à part, est payée à l'Administration à raison de 40 c.

On prend des arrangements particuliers pour la location des voitures ou chevaux de selle au mois.

L'Etablissement de Longchêne est constamment ouvert.

Ouvrages du Dr GILLEBERT-DHERCOURT.

OBSERVATIONS sur l'Hydrothérapie ; broch. in-8. Paris, 1845, J.-B. Baillière.

DU TRAITEMENT HYDRIATRIQUE des affections scrofuleuses. Extrait de la *Revue Médicale* de Paris, juin 1848.

DE L'HYDROTHÉRAPIE dans les maladies chirurgicales. Extrait de la *Gazette Médicale* de Paris, 1852.

RECHERCHES pour servir à l'histoire de la sueur, et Mémoire sur la sudation. Extraits de la *Gazette Médicale de Lyon*, 1852-53.

DE L'HYDROTHÉRAPIE dans le traitement de la surexcitabilité nerveuse. Mémoire présenté à l'Académie impériale de Médecine de Paris.

DES EFFETS PHYSIOLOGIQUES déterminés par l'application extérieure de l'eau froide, 1857.

REMARQUES sur les bains de vapeur térébenthinée. Extraits du *Bulletin de Thérapeutique*, 1854.

ETUDES sur le mode d'action des pessaires, 1854.

DE LA CURABILITÉ DES LUXATIONS coxofémorales congénitales, 1855.

DE L'IMMOBILITÉ PROLONGÉE ET DU REDRESSEMENT LENT ET GRADUÉ de l'incurvation vertébrale dans le traitement de la maladie de Pott. 1857.

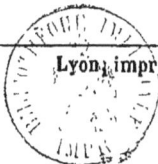

Lyon, imprimerie de Rey et Sézanne, rue Saint-Côme, 2.

www.ingramcontent.com/pod-product-compliance
Lightning Source LLC
Chambersburg PA
CBHW050410210326
41520CB00020B/6543